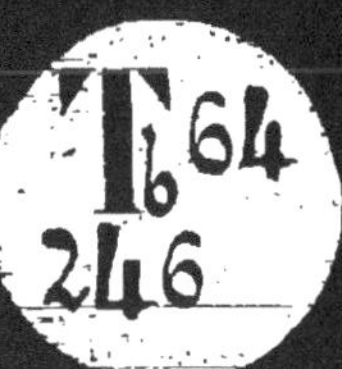

SOMNAMBULISME

MAGNÉTIQUE

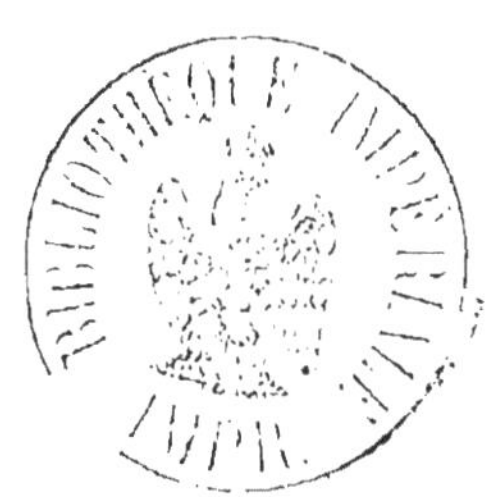

« . . . . Qui percera vos voiles,
« Noirs firmaments semés de nuages d'étoiles ? »
VICTOR HUGO.

Traiter de la lucidité en général et principalement au point de vue magnétique ; de sa nature, et des matières sur lesquelles elle peut s'exercer ; des moyens de la constater et du parti qu'on peut en tirer.

Tel est le programme imposé par le Jury magnétique (1).

I. — DE LA LUCIDITÉ.

En quoi consiste-t-elle ?

De même que la lumière *(lux)* montre les objets que l'obscurité nous dérobe, la lucidité fournit des notions qui nous échappent dans l'état ordinaire.

(1) Ce mémoire a obtenu la médaille d'argent au concours de 1864 du Jury magnétique.

Lucidité, clairvoyance, termes synonymes : grâce à la *lumière* on y *voit clair*.

La lucidité consiste moins dans l'exaltation des sens et de l'intelligence, que dans des modes exceptionnels de percevoir et de connaître.

Cette définition n'est pas indiquée dans le Dictionnaire de l'Académie française, qui se borne à désigner par ce mot la netteté d'esprit ou de style.

La lucidité, —pour les magnétiseurs,— est une faculté qu'on admire dans le somnambule; pour l'Académie, c'est une qualité qu'on estime dans l'écrivain.

Tâchons de traiter avec lucidité (selon l'Académie) de la *lucidité* (selon les magnétiseurs).

Cette faculté peut s'exercer sur diverses matières :

Sur le sujet lui-même, sur ses semblables et sur toute la nature. Elle embrasse en quelque sorte le temps et l'espace.

Voici les phénomènes qui la caractérisent :

1° L'instinct médical, c'est-à-dire la notion des maladies, des remèdes qui leur conviennent, de leurs symptômes passés et la prévision de la marche qu'elles doivent suivre ;

2° La perception des objets ou des actes placés ou opérés en dehors de la portée des organes sensitifs externes du sujet;

3° La pénétration des pensées non exprimées.

Ajoutons, par supplément, un phénomène accessoire : l'appréciation exacte de la durée; puis, ce qu'on pourrait à la rigueur distinguer de la lucidité proprement dite, savoir le développement de l'intelligence et des sens; enfin un phénomène très-contestable, la prévision des futurs contingents indépendants de l'organisme.

On trouve rarement cet ensemble; chaque sujet lucide a pour ainsi dire sa spécialité, résultat d'une disposition naturelle ou d'une aptitude acquise.

En outre, ces phénomènes sont variables, passagers et

quelquefois trompeurs, sans qu'on puisse toujours démêler l'erreur d'avec la vérité.

La lucidité peut se manifester :

Dans l'état de maladie — plus souvent que dans l'état de santé ;

Dans le sommeil — plus souvent que dans la veille ;

Au milieu du délire, aux approches de la mort.

Un trouble accidentel du système nerveux, une forte application mentale, peuvent en amener les phénomènes. Il y a ce qu'on appelle des somnambules éveillés.

Mais la lucidité forme le principal apanage du somnambulisme, soit spontané, soit provoqué par le magnétisme, par l'hypnotisme, les narcotiques, etc.

En me livrant à l'examen de la clairvoyance, j'insisterai particulièrement, selon le vœu du Jury, sur le somnambulisme magnétique dont les phénomènes surveillés, dirigés par des observateurs attentifs, fournissent à notre étude les matériaux les plus précieux, les documents les plus authentiques.

Commençons par exposer les faits : plus loin je hasarderai quelques vues théoriques.

II. — DE L'INSTINCT MÉDICAL.

Cédons la parole à des autorités médicales :

« Rappelons-nous, dit le docteur Buchez, que les an-
« ciens avaient établi tout un système de diagnostic sur
« la nature des rêves, et qu'aujourd'hui encore on en
« tire de précieuses indications (1). »

« J'ai vu des malades, dit à son tour Cabanis, qui dé-
« siraient ou savaient choisir les aliments et même les
« remèdes qui paraissaient leur être vraiment utiles,
« avec une sagacité qu'on n'observe pour l'ordinaire que
« dans les animaux.

(1) *Annales médico-psychologiques*, 1857, octobre.

« On voit des malades, poursuit le même auteur, qui « sont en état d'apercevoir, dans le temps de leur paro- « xysme, certaines crises qui se préparent et dont la ter- « minaison prouve bientôt après la justesse de leur sen- « sation, ou d'autres modifications (1). »

C'est en consultant l'instinct des malades que Sydenham changea le traitement de la variole qui était exaspérée par des remèdes échauffants, tandis que les malades désiraient des moyens capables d'apaiser le feu qui les dévorait.

« Dans le somnambulisme, dit le professeur Moreau (de « la Sarthe), on acquiert tout à coup une sorte de clair- « voyance ou d'instinct relativement aux maladies (2). »

Écoutons le professeur Franck : « Nous nous sommes « assuré qu'on peut, au moyen du magnétisme, produire « un état dans lequel les sujets peuvent rendre un compte « très-exact de la manière d'être de leur organisme, « ainsi que des changements qui auront lieu et indiquer « des remèdes convenables (3). »

« Dans le somnambulisme magnétique, dit le profes- « seur Burdach, le sentiment interne et l'instinct sont « accrus d'une manière surprenante. Le somnambule « malade a une sorte de prescience des changements qui « vont survenir en lui, et il prédit avec précision la na- « ture et l'époque des nouveaux accidents morbides qui « le menacent (4). »

Sans compulser une masse d'observations entassées dans les archives du magnétisme, je me borne à citer les faits constatés officiellement par la Commission de l'Académie de médecine.

(1) *Rapport du physique et du moral*, tome 2, page 62.
(2) *Dictionnaire des Sciences médicales*, tome 48, page 299.
(3) *Traité de Pathologie interne*, tome 2, page 22.
(4) *Traité de Physiologie*, tome 5, page 226.

Voici en quels termes le rapporteur résume l'observation d'un premier malade mis en somnambulisme :

« Un malade qu'une médecine rationnelle faite par un « des praticiens les plus distingués de la capitale (lequel « est membre de la Commission) n'a pu guérir de la pa- « ralysie, trouve sa guérison dans l'exactitude avec la- « quelle on suit le traitement qu'il se prescrit lui-même « quand il est en somnambulisme. Il prévoit l'époque de « sa guérison et cette guérison arrive (1). »

Autre cas :

« C'est un jeune homme sujet depuis dix ans à des at- « taques d'épilepsie pour lesquelles il a été successive- « ment traité à l'Hôpital des Enfants, à Saint-Louis et « exempté du service militaire. Dans l'état de somnambu- « lisme, il indique avec une rare précision, un et deux « mois d'avance, le jour et l'heure où il doit avoir un « accès d'épilepsie (2). »

Enfin l'instinct médical des somnambules peut s'appliquer à d'autres qu'à eux-mêmes. Par une sorte d'identification avec les êtres souffrants, ils peuvent indiquer les symptômes présents et futurs des malades soumis à leur examen, et désigner les remèdes convenables.

La Commission académique dit à ce sujet :

« Une somnambule a indiqué les maladies de trois « personnes avec lesquelles on l'a mise en rapport. — « La déclaration de l'une, l'examen que l'on a fait de « l'autre après trois ponctions et l'autopsie de la troi- « sième se sont trouvés d'accord avec ce que cette som- « nambule avait avancé. Les divers traitements qu'elle a « prescrits ne sortent pas du cercle des remèdes qu'elle « pouvait connaître, ni de l'ordre de choses qu'elle pou-

(1) *Rapport sur le Magnétisme animal*, publié par Foissac, page 176.

(2) *Idem*, page 187.

« vait raisonnablement recommander. — Elle les a ap-
« pliqués avec une sorte de discernement (1). »

La présence des malades n'est pas toujours nécessaire; une partie de leurs vêtements et, de préférence, une mèche de leurs cheveux, peuvent suffire; mais alors les efforts sont plus grands et les erreurs plus fréquentes.

III. — DE LA PERCEPTION ANORMALE.

Elle comprend ce qu'on appelle la transposition des sens, la vision à travers les corps opaques, ainsi que les sensations diverses provenant d'objets placés hors de portée.

Sans m'arrêter aux observations historiques recueillies dans l'antiquité ou dans le moyen âge, ni à la seconde vue des Écossais et autres phénomènes semblables, j'arrive de plein saut aux expériences modernes; et au lieu de confirmer, à l'aide des observations anciennes, les faits qui se passent presque sous nos yeux, je trouve plus facile et plus sûr d'élucider le passé par le présent.

Occupons-nous d'abord de la transposition des sens qui peuvent cesser de se manifester à leur siége habituel pour fonctionner sur d'autres points.

Le professeur Dumas s'exprime en ces termes :

« Il est possible que, par un singulier concours de
« circonstances, certains organes deviennent capables de
« remplir des fonctions qui leur étaient jusqu'alors étran-
« gères et qui appartenaient à d'autres organes bien
« différents.

« Si les faits rares et merveilleux ne m'inspiraient une
« grande défiance, je pourrais alléguer les transports
« extraordinaires de l'ouïe et de la vue qui, abandonnant
« leur siége véritable, ont paru se placer à l'orifice de

(1) *Rapport sur le Magnétisme animal*, publié par Foissac, p. 196.

« l'estomac, en sorte que les sons et les couleurs y exci-
« taient les mêmes sensations que les oreilles et les
« yeux éprouvent naturellement. Une jeune demoiselle
« du département de l'Ardèche, venue à Montpellier pour
« consulter les médecins sur une affection hystérique
« accompagnée de catalepsie, présenta un phénomène
« aussi étrange (1). »

Dans la catalepsie et le somnambulisme spontané, la transposition des sens a été constatée sur divers sujets par les docteurs Petetin, Despine, Delpit, Cazaintre, Lobstein, Fouquet, Barrier, Encontre, Cini, Cervello, etc.

Je cite de préférence les médecins, parce que leur témoignage, plus que tout autre, est capable d'ébranler plusieurs de leurs confrères incrédules.

Dans le somnambulisme magnétique, les mêmes phénomènes ont été reconnus par les docteurs Rostan, Ribes, Hamard, Caisso, Ordinaire, Loubert, Cerise, etc.

Voici ce que j'ai vu moi-même :

Assis à un pas derrière une somnambule, comme j'en avais l'habitude pour faire toutes mes expériences en dehors de la portée de ses yeux, fussent-ils entr'ouverts et le sommeil fût-il incomplet ou simulé, l'idée me vint d'essayer de l'éveiller sans la prévenir, et, comme on dit, par le regard. Je fixe donc sur elle mes yeux bien écarquillés. Tout à coup la somnambule part d'un grand éclat de rire : — Qu'avez-vous? lui demandai-je? — Oh! que vous êtes drôle! — Comment? — Vous me faites de gros yeux.

Notez bien que je n'avais rien dit, rien fait qui pût me trahir, et qu'aucun miroir n'était placé devant elle. Nous étions dans l'angle d'un salon, seuls avec sa mère qui travaillait près de la croisée en nous tournant le dos.

Je ne m'en tins pas là. Curieux de répéter cette expérience, à la séance suivante qui n'eut lieu qu'un mois

(1) *Journal général de Médecine*, tome 25, page 77.

après, je m'assieds derrière la somnambule et prends un livre. Au bout de quelques minutes (pendant lesquelles elle demeure fort tranquille), sans quitter mon livre, sans faire aucun geste, je porte mon regard de mon livre vers l'occiput de la somnambule, en ayant soin d'ouvrir largement les yeux. Dans moins d'un quart de minute, elle se met à rire à gorge déployée : — Qu'avez-vous? — Vous me faites encore les gros yeux. Et elle riait de toutes ses forces. Je fus obligé de la calmer.

Je demeure derrière elle sans agir pendant dix minutes; elle reste de son côté fort calme. Au bout de ce temps, sans rien dire, sans remuer, sans lui donner aucun indice, j'écarquille encore les yeux. Aussitôt grands éclats de rire. Elle s'agite et se tord sur sa chaise. — Encore, dit-elle, vous faites cela! — Pourquoi riez-vous? — Eh! ce sont vos yeux! — Vous me voyez donc? — Eh oui! — Mais je suis derrière vous; comment, par où pouvez-vous me voir? — Je ne sais pas, mais je vous vois.

Passons maintenant à la vision à travers les corps opaques.

Les membres de la Commission académique chargés, en 1826, de l'examen du magnétisme, ont observé ce phénomène qu'ils ont consigné dans leur rapport.

Plus tard, Mlle Pigeaire a lu au travers d'un bandeau en présence de médecins et d'académiciens qui ont signé les procès-verbaux dressés pour constater le fait.

Mieux encore, Deleuze et le docteur Teste ont vu lire des mots enfermés dans une boîte.

« J'ai connu un sujet, dit M. A.-S. Morin, qui, sans « être endormi, m'a récité textuellement des extraits « étendus de lettres que j'avais dans ma poche et que je « n'avais montrées à personne (1). »

Ajoutons les observations des docteurs Comet, Gau-

(1) *Du Magnétisme et des Sciences occultes*, page 193.

bert, Foissac, etc., et l'expertise de Robert Houdin concernant le somnambule Alexis.

Quant à ce qu'on appelle la vue à distance plus ou moins considérable, ce phénomène s'est quelquefois montré dans les songes.

Après l'administration d'une assez forte dose d'opium, le docteur Ordinaire a vu une malade distinguer du fond de son alcôve tout ce qui se passait dans la rue.

Dans le somnambulisme spontané, le professeur Lallemant a observé un phénomène semblable dont le docteur Ferrus a rendu compte à la Société médico-psychologique.

Dans le somnambulisme amené par l'hypnotisme, le docteur Gigot-Suard a signalé le même genre de lucidité.

Dans le somnambulisme magnétique, la vision extraordinaire à distance a été constatée par les docteurs Bertrand, Aymard, Bossu, Vidart, etc.

J'ai observé ce phénomène avec les docteurs Broussonnet et Lassalvy, professeurs agrégés de la Faculté de Montpellier, sur une parente de ce dernier. Dans l'état de somnambulisme, elle voyait de loin une petite fille pour qui elle avait beaucoup d'affection. Le docteur Lassalvy ayant endormi la somnambule, je conduis la petite fille dans une pièce éloignée, et là, pour faire une épreuve concluante, je m'avise de détacher ma cravate et de la suspendre au cou de cette enfant. Au bout de quelques minutes, je remets ma cravate, et je reviens dans l'appartement où se trouve la somnambule avec ces messieurs qui, avant que j'ouvre la bouche, me disent : La somnambule s'est écriée : Quelle mascarade! on lui met une cravate noire.

IV. — DE LA PÉNÉTRATION DES PENSÉES NON EXPRIMÉES.

Écoutons M. A. Maury, de l'Institut :

« La puissance de la sympathie peut-elle être telle « entre deux individus que l'un connaisse intuitivement « les pensées intimes de l'autre? C'est ce que nous ne « serions pas absolument éloigné de croire à raison de « certains faits qui nous ont été signalés; toutefois « nous nous renfermons encore dans un scepticisme « prudent (1). »

M. L. Figuier est plus décidé :

« Il a été, dit-il, constaté de nos jours, dans mille ex-« périences faites par des hommes consciencieux et sur « des personnes de bonne foi, que, dans l'état de som-« nambulisme artificiel, un individu peut obéir aux sug-« gestions mentales d'une volonté étrangère (2). »

Le docteur Aubert va plus loin :

« Le somnambulisme magnétique permet de lire « comme dans un livre ouvert (pour le coup voilà de « l'hyperbole!) toutes les impressions qui se gravent sur « les organes cérébraux de celui qui vous interroge (3). »

M. Petit d'Ormoy raconte un fait curieux de pénétration de la pensée à distance, qui s'est produit dans l'état de veille, en déterminant une hallucination de l'ouïe. Il s'agit d'une dame qui s'entendait appeler à plusieurs reprises par son nom, tandis qu'une autre personne était impatiemment mais silencieusement à l'attendre chez le portier, ce que la première ignorait.

Dans le somnambulisme magnétique, M. de Puységur, le premier, et les docteurs Bertrand, Puel, Teste, etc., ont observé le phénomène de pénétration de la pensée.

Je l'ai moi-même reconnu sur la somnambule Prudence en lui transmettant directement ma pensée, sans l'intermédiaire de son magnétiseur, et je puis joindre mon témoignage à celui « des personnes dignes de foi

(1) *Encyclopédie moderne*, tome 20, page 76.
(2) *Histoire du Merveilleux*, tome 1, page 244.
(3) *Union médicale*, 1860, 7 juillet.

« qui affirment, dit M. Morin, avoir vu Prudence exécuter « des actes voulus mentalement par des spectateurs qui « n'avaient fait connaître à personne leurs intentions. »

J'ai observé le même phénomène sur une demoiselle que j'avais mise en somnambulisme. Je lui présente une carafe vide : — Qu'y a-t-il là-dedans?... La somnambule, repliant ses bras contre son corps et faisant une petite grimace comme un fœtus conservé dans un bocal : — Un avorton, dit-elle... C'est bien là ce que je viens mentalement de me représenter.

V. — DE L'APPRÉCIATION EXACTE DE LA DURÉE.

Il arrive très-souvent que le somnambule, interrogé sur le temps qui s'est écoulé depuis qu'il dort, répond sans se tromper d'une minute. S'il fixe d'avance le moment de le réveiller, lors même qu'on détourne son attention sur d'autres objets par des questions diverses, ce moment venu, il en avertit avec une précision étonnante.

Dans le sommeil ordinaire, on a quelquefois le pouvoir de se réveiller à l'heure qu'on s'est fixée, mais non exactement à la minute voulue. C'est beaucoup lorsqu'on parvient alors à mesurer le temps comme dans l'état de veille, tandis que le somnambule lucide apprécie la durée bien mieux que ne peut le faire l'homme éveillé.

Dans les rêves proprement dits, on perd généralement cette mesure. Souvent le temps paraît très-long. « Je songeais que je faisais un voyage, dit M. A. Maury, et ce « voyage semblait durer depuis plusieurs mois (1). »

Dans l'espèce de narcotisme provoqué par le haschich, cette sorte d'exagération est poussée à l'extrême. « En « ce cas, une personne croyait avoir vécu trois mille « ans (2). »

(1) *Du Sommeil et des Rêves*, page 296.
(2) *Annales médico-psycologiques*, tome 12. page 34.

VI. — DU DÉVELOPPEMENT EXTRAORDINAIRE DES FACULTÉS INTELLECTUELLES ET SENSITIVES.

Les phénomènes de ce genre confinent en quelque sorte à la lucidité plutôt qu'ils ne lui appartiennent essentiellement.

Le somnambule jouit souvent d'une mémoire étonnante qui lui retrace des faits et des notions dont l'empreinte semblait complétement effacée de son cerveau.

Tout ce qui s'est passé dans les précédentes attaques ou séances de somnambulisme, et qu'il avait oublié en s'éveillant, revient alors à son souvenir.

Cela peut arriver dans les songes : « J'ai constaté plu-« sieurs fois par moi-même, dit M. A. Maury, la con-« nexion du souvenir qui peut s'établir d'un rêve à un « autre. J'ai repris bien souvent à l'état de rêve le fil « d'un rêve antérieur que j'avais oublié durant la veille « et que j'ai eu parfaitement la conscience d'avoir fait, « une fois que ce nouveau rêve m'en a rappelé le sou-« venir (1). »

L'imagination du somnambule est aussi fort active. Il voit parfois des êtres fantastiques, entend des voix idéales, perçoit des sensations qui n'ont point d'objet réel. Ce n'est plus de la lucidité, c'est de l'hallucination.

L'intelligence proprement dite prend quelquefois un développement inusité.

Le docteur Foissac cite l'histoire curieuse d'un crétin de Saint-Jean-de-Maurienne qui tombait spontanément en somnambulisme au commencement de la nuit; alors, cette espèce d'automate devenait un homme parfaitement raisonnable.

J'ai magnétisé une demoiselle hystérique, prise pendant trois jours d'un délire qui cessait complétement pendant le somnambulisme.

(1) *Du Sommeil et des Rêves*, page 94.

Si l'intelligence abolie peut ainsi se rétablir, on conçoit qu'elle peut également s'exalter au-dessus de son état normal.

Le professeur Wœhner, de Gottingue, raconte que, ne pouvant faire des vers grecs en état de veille, il y réussit parfaitement dans le somnambulisme.

« Un de mes amis d'enfance, dit le professeur Bur-« dach, — Gustave Hænsel, qui s'était peu ou point « occupé de poésie, — trouva un matin sur sa table une « ode aussi remarquable par la noblesse des idées que « par le mérite de la versification, sans qu'il lui fût pos-« sible de se ressouvenir du moment où il l'avait inscrite « sur le papier (1). »

Quant à la réflexion, elle fait ici défaut : le somnambule parvient difficilement à se replier sur lui-même pour analyser le mode de perception dont il jouit.

La lucidité reste impuissante à dévoiler ses propres mystères; ses éclairs meurent en plongeant dans ses abîmes : témoin le fameux Alexis, qui voit si bien tant de choses et si mal la manière dont il les voit (2).

Quant à l'exaltation des facultés sensitives, on en trouve des exemples frappants dans certaines affections morbides.

« Il est des malades, dit Cabanis, qui distinguent à « l'œil nu des objets microscopiques; d'autres qui voient « assez nettement dans la plus profonde obscurité pour « s'y conduire avec assurance. Il en est qui suivent les « personnes à la trace comme un chien, et reconnaissent « à l'odorat les objets dont ces personnes se sont servies « ou qu'elles ont seulement touchés (3). »

« Nous avons vu, dit le docteur Brachet, un infirmier

(1) *Traité de Physiologie*, tome 5, page 226.

(2) Je signalerai plus loin les erreurs théoriques de ce somnambule.

(3) *Rapports du physique et du moral*, tome 2, page 61.

« de l'hospice de Bicêtre nous montrer l'étendue que sa « vue venait d'acquérir. Il pouvait distinguer à une « demi-lieue les objets les plus minimes. Le soir même, « une attaque d'apoplexie foudroyante l'avait enlevé(1). »

On a vu des aveugles distinguer des couleurs au toucher. Des gourmets exercés reconnaissent parfaitement le pays, l'âge et le plus léger mélange des vins.

On raconte que le fameux Haller sentait l'odeur des pommes qui étaient dans la maison de son voisin.

Je pourrais citer une foule d'exemples du même genre.

Dans le somnambulisme provoqué par les procédés hypnotiques, le docteur Azam a noté les phénomènes suivants : « L'ouïe atteint une telle acuité qu'une conversa- « tion peut être entendue d'un étage inférieur. Le bruit « d'une montre est entendu à vingt-cinq pieds de dis- « tance. L'odorat se développe et acquiert la puissance « de celui des animaux (2). »

Même ordre de phénomènes dans le somnambulisme magnétique.

VII. — DE LA PRÉVISION DES FUTURS CONTINGENTS ET DE LA VUE RÉTROSPECTIVE.

Les faits de ce genre sont très-rares, souvent équivoques, peu authentiques, plus ou moins exagérés, ou dénaturés.

Il ne faut pourtant pas les rejeter en masse comme impossibles.

Machiavel a écrit : « On voit dans toute l'histoire an- « cienne et moderne que jamais il n'est arrivé de grands « malheurs dans une ville ou dans une province, qui « n'aient été prédits par quelques devins (3). »

(1) *Physiologie élémentaire de l'homme*, tome 1, page 495.
(2) *Archives de Médecine et de Chirurgie*, janvier 1860.
(3) *Discours sur Tite-Live*, tome 1, page 56.

En rapportant ce passage, de Maistre ajoute : « L'es-
« prit prophétique est naturel à l'homme et ne cessera
« de s'agiter dans le monde (1). »

Saint Thomas admet une sorte de prévision naturelle. Grégoire le Grand dit que l'âme, aux approches de la mort, connaît à l'avance certaines choses futures.

Dans le somnambulisme magnétique et dans l'extase qui en est le degré supérieur, parfois a éclaté cette vue de l'avenir et du passé : témoins les docteurs Rostan, Teste, Foissac, etc. M. le baron Du Potet rapporte des prédictions exactes concernant les révolutions de 1830, de 1848, et l'attentat dirigé il y a peu d'années contre l'Empereur des Français. Que faut-il en conclure ?... Cet observateur si expérimenté a montré, dans cette dernière circonstance, combien peu de confiance il ajoutait à de telles prédictions, puisqu'il a négligé d'avertir la police.

VIII. — DES MOYENS DE CONSTATER LA LUCIDITÉ.

Passons en revue les divers phénomènes :

1° L'instinct médical.

La notion des maladies est difficile à constater chez le somnambule, attendu que le médecin lui-même n'est pas toujours fixé sur la nature et le siége du mal. Cependant les moyens de diagnostic, actuellement si perfectionnés, tels que le sthétoscope, le spéculum, etc., les progrès ultérieurs de l'affection, et, en cas de mort, l'autopsie, peuvent servir à contrôler le dire du somnambule, soit sur son compte, soit sur celui des autres malades.

Il faut démêler les cas où cette notion des maladies tient chez lui à la lucidité, d'avec les cas où il opine par induction, soit d'après les dérangements qu'il éprouve, soit d'après les indications qu'on lui transmet.

Enfin, grâce à la pénétration de la pensée, le somnam-

(1) *Soirées de Saint-Pétersbourg*, tome 2, page 275.

bule peut lire dans le cerveau du médecin au lieu de voir directement la maladie. Alors il y a bien lucidité ; il n'y a pas instinct médical. C'est là un phénomène très-curieux, mais sans utilité, puisqu'il n'ajoute aucune lumière à celles que le médecin déjà possède et risque de le confirmer dans l'erreur.

Pour prévenir, autant que possible, cet inconvénient, il faut interroger le somnambule avant que le médecin explore le malade et se forme une opinion. Reste encore celle du malade, laquelle n'est pas sans influence.

Quelquefois le somnambule n'est pas de l'avis du médecin ; alors, évidemment, il n'y a pas, de la part de celui-ci, suggestion mentale. « Le plus souvent mes sujets, « dit le docteur Ordinaire, ont été d'une exactitude éton- « nante, bien que d'un avis contraire au mien (1). »

Le diagnostic porté par le somnambule peut dépendre tantôt de l'instinct médical, tantôt de la vision au travers des corps opaques ; parfois il y a mélange de ces deux phénomènes.

« Une somnambule, c'est le professeur Rostan qui « parle, m'a constamment dit, sans jamais se tromper, si « j'avais l'estomac vide ou plein ; elle allait jusqu'à me « dire si j'avais beaucoup ou peu mangé (2). »

Y avait-il là instinct médical, c'est-à-dire perception sympathique des sensations internes qu'éprouvait M. Rostan par suite du besoin d'aliments ou d'une digestion plus ou moins laborieuse ? Y avait-il, à travers les parois de l'abdomen, vue directe de l'intérieur de l'estomac vide ou plein ? Y avait-il communication de la pensée, ou bien deux ou trois de ces phénomènes réunis ?

Autre exemple de complication possible de phénomènes. Une malade du docteur Teste, sujette à des accès de folie, se plaignait de douleurs dans la région du cœur.

(1) *Journal du Magnétisme*, 1854, page 7.

(2) *Dictionnaire de Médecine* de 1825, tome 13.

« Mise en somnambulisme, elle déclara qu'elle avait, « pendant ses accès, avalé des épingles et une aiguille à « broder la tapisserie; que ses douleurs étaient occa- « sionnées par cette aiguille qui traversait la pointe du « cœur (1). »

Il y avait là : 1° rappel de l'intelligence; 2° réveil de la mémoire; peut-être vision à travers les organes, peut-être simple induction. A coup sûr, il n'y avait pas pénétration de la pensée, puisque personne ne se doutait de la cause mécanique de ses douleurs.

Quant à la notion des remèdes, je dois répéter ce que je viens de dire touchant celle des maladies. J'ajouterai seulement qu'ici l'instinct médical peut être constaté par la manifestation saillante et décisive de faits vraiment curatifs.

De ce qu'un somnambule présente la notion des maladies, on aurait tort de conclure qu'il possède celle des remèdes : celle-ci exige un plus haut degré de lucidité.

Le malade qui consulte des somnambules de profession, frappé de l'exactitude avec laquelle ils signalent ses souffrances (grâce parfois à la pénétration des pensées), croit pouvoir compter sur l'efficacité de leurs ordonnances et devient souvent victime de sa confiance excessive.

Enfin, la prévision organique est facile à constater quand les crises annoncées à l'avance d'une manière précise surviennent ponctuellement. On ne peut pas supposer des suggestions étrangères, mentales ou non, puisque le médecin lui-même est incapable de pronostiquer avec une telle exactitude.

Reste à examiner si ces crises ne seraient pas l'effet de l'influence morale du somnambule sur son organisme; en d'autres termes, si, au lieu d'être prédites parce qu'elles

(1) *Journal du Magnétisme*, 1857, page 328.

doivent arriver, les crises arrivent parce qu'elles sont prédites.

Il est possible, en effet, que l'imagination frappée laisse dans le somnambule, après le réveil, une impression secrète, un souvenir inconscient. Mais cela peut-il aller jusqu'à produire des crises violentes et prolongées, et autres symptômes graves par lui signalés à l'avance?

D'ailleurs, si les prévisions sont la cause des crises, on se demande quelle est la cause des prévisions elles-mêmes. Tandis que si l'on considère les prévisions comme effets anticipés des crises, à cette autre question : D'où proviennent les crises elles-mêmes? on peut répondre : Ce sont les effets naturels de l'affection morbide.

Il faut donc reconnaître, en général, qu'il y a lucidité lorsque les prédictions se réalisent.

L'instinct médical peut contrôler l'instinct médical, c'est-à-dire qu'un somnambule peut confirmer ou infirmer le diagnostic porté par un autre. Il est prudent de présenter séparément le malade à divers somnambules dont les déclarations, si elles sont conformes, augmenteront de valeur en se prêtant un mutuel appui.

2° Passons maintenant aux phénomènes rares de transposition des sens, de vision à travers les corps opaques et de perception à grande distance.

Rien de plus simple que les moyens de vérification à mettre ici en usage.

La transposition de la vue, du goût à l'occiput, à l'épigastre, aux mains ou aux pieds, peut être rigoureusement constatée en présentant à ces parties, sans l'y faire toucher, tout objet qui n'est pas de nature à influencer l'ouïe ou l'odorat, avec la précaution de le tenir constamment dérobé aux yeux, même fermés, du somnambule.

Les docteurs Rostan et Ferrus présentent une montre à trois ou quatre pouces derrière l'occiput d'une somnambule : — Cela brille, dit-elle. Étonnement de leur part.

— Qu'est-ce que vous voyez briller? — Une montre. Leur surprise redouble. Il n'y avait pas là de quoi s'étonner; le bruit de la montre pouvait avertir l'ouïe, et même de très-bonne foi, la somnambule pouvait se figurer *voir* réellement la montre qu'elle *entendait* battre. Ensuite elle dit l'heure qu'indique la montre : peut-être sait-elle l'heure qu'il est. Ces messieurs font faire aux aiguilles plusieurs tours, et sans regarder la montre, la présentent à la somnambule qui indique parfaitement la position des aiguilles. Maintenant c'est parfait ! la transposition de la vue est prouvée.

Si le somnambule lit en promenant ses doigts sur un livre, pour s'assurer que c'est la vue qui fonctionne, il faut interposer une lame de verre entre le livre et les doigts.

Pour ce qui est de la vision au travers des corps opaques, il faut placer un carton, une planche, une cloison, entre les yeux du somnambule et l'objet présenté. Les bandeaux, les masques même peuvent laisser quelque doute à cause des fissures, des interstices possibles.

Quand les membres de la Commission académique déclarent avoir vu « deux somnambules lire des mots tracés « à la main, ou quelques lignes d'un livre qu'on a ouvert « au hasard, alors même qu'avec les doigts on fermait « exactement l'ouverture des paupières (1), » il y a là touchant la réalité du phénomène qui nous occupe, une très-grande probabilité, il n'y a pas certitude.

Quand Mlle Pigeaire lisait à travers un bandeau, la Commission académique nommée à l'occasion du prix Burdin, laquelle se donna le tort de ne pas vouloir examiner, aurait eu le droit, sans nier le phénomène, de ne pas le considérer comme parfaitement démontré.

Le somnambule spontané dont l'histoire est racontée dans l'*Encyclopédie méthodique*, les personnes hypnoti-

(1) *Rapport sur le Magnétisme animal*, publié par Foissac, p. 204.

sées par les docteurs Azam et Carpentier, lesquelles, malgré l'interposition d'un carton entre leurs yeux et le papier, écrivaient correctement et corrigeaient après coup certains passages, voyaient-ils à travers les corps opaques, ou bien, ce qui est moins probable, leur main était-elle guidée par une sorte d'hypersthésie musculaire et une exaltation de la mémoire leur retraçant la direction et le contenu des lignes qu'ils venaient de tracer? Pour éclaircir ce doute il aurait fallu, dans les mêmes conditions, les faire lire dans un livre ouvert au hasard ou leur faire désigner les objets inconnus.

Si l'autorité veut faire à ce sujet une épreuve décisive, voici celle que je propose. Elle aura lieu dans un établissement de femmes en couches; les somnambules auront à découvrir le sexe et, autant que possible, la conformation de chaque fœtus. Attendu que la lucidité ne se montre pas toujours à point nommé, qu'elle est souvent troublée, annihilée par la présence de témoins peu sympathiques, les somnambules auront la liberté de rester seuls avec leurs magnétiseurs en face des femmes à examiner. Les procès-verbaux des séances seront consignés dans des plis remis chaque jour, tout cachetés, au président d'une commission nommée par l'autorité. A chaque accouchement on comparera le dire des somnambules avec le sexe et la complexion des nouveaux-nés, et l'on finira par arriver à des résultats concluants.

Qu'on adresse ma proposition à l'Académie de médecine et à l'Administration des hospices, il n'est pas besoin d'être lucide pour prédire qu'elles s'empresseront... de ne pas l'adopter.

Quant à la perception à de grandes distances, les moyens de vérification, quoique moins immédiats, peuvent également s'appliquer avec une rigoureuse exactitude.

Mais, dans ces divers cas, hâtons-nous d'ajouter qu'il faut se prémunir contre la pénétration des pensées.

Pour cela, il faut que le magnétiseur et même les assistants n'aient pas connaissance des particularités soumises à la clairvoyance du somnambule.

Par exemple, parmi des objets préparés à l'avance, on doit prendre au hasard et sans le regarder celui qu'on va présenter à l'occiput ou à l'épigastre, etc., ou derrière un carton; on doit donner à lire dans un livre qu'on n'a pas ouvert; on doit demander quels sont les faits inconnus qui se passent actuellement dans tel lieu éloigné. Ainsi de suite.

3° Quant à la pénétration des pensées, il est évident qu'on peut parfaitement s'en assurer. Ce phénomène peut simuler les autres, mais ne peut point être lui-même simulé.

L'appréciation exacte de la durée peut être reconnue montre en main, en ayant soin de ne regarder la montre qu'après avoir interrogé le somnambule.

L'exaltation des facultés intellectuelles et sensitives est acile à constater, sauf les cas toujours réservés de pénétration de la pensée. Le développement extraordinaire de la mémoire peut simuler d'autres phénomènes. Une dame de ma connaissance, plongée dans le somnambulisme, prescrivait des remèdes végétaux dont, après le réveil, elle ne savait pas même le nom. D'où vient cela?... Ayant passé une partie de son enfance à la campagne, auprès de sa mère qui se plaisait à conseiller aux malades d'alentour des recettes de plantes médicinales, cette dame retrouvait, à l'état de somnambulisme, le souvenir du nom et des vertus de ces végétaux ; et la preuve, c'est qu'elle les désignait en termes catalans, idiome familier à son bas âge et dont elle avait depuis longtemps perdu l'usage.

Notez bien que dans le somnambulisme ces remèdes se présentaient à son esprit sans qu'elle en rattachât la pensée à ses habitudes d'enfance; il y avait là souvenir inconscient. C'est un des caprices de la mémoire même dans notre état normal. Souvent elle nous retrace des objets perdus de vue sans indiquer en quel lieu, à quelle époque et de quelle manière nous les avons déjà connus. Au milieu de ses largesses, elle s'entoure de réserves; on dirait une bienfaitrice qui montre ses dons et cache sa main. C'est la Galathée virgilienne, lançant un fruit et s'esquivant derrière les saules, mais cette fois sans vouloir être aperçue.

Dans un voyage que je fis à Gênes, l'aspect du site me frappa comme si j'avais déjà vu ce paysage. Il me semblait reconnaître les teintes incomparables de ce ciel bleu, de ces montagnes dorées; c'était pourtant la première fois que je visitais l'Italie. Un disciple de Jean Raynaud aurait vu là le vague souvenir d'une vie antérieure. Était-ce mon grand père, autrefois habitant de Gênes, qui m'avait transmis héréditairement l'impression de ces formes et de ces couleurs si longtemps étalées devant ses regards? Mais on transmet ainsi des penchants, des aptitudes et non des sensations et des images. Qu'était-ce donc? La seule explication possible, c'est que des tableaux des grands maîtres avaient déjà mis artificiellement sous mes yeux le splendide horizon dont je contemplais en ce moment la réalité.

A l'endroit de la mémoire, ajoutons que son développement extraordinaire peut quelquefois paraître le don de parler les langues, comme la pénétration de la pensée simule la faculté de les comprendre.

Un mot, en terminant, sur la manière de vérifier la prévision des futurs contingents. Il faut examiner : 1° si sa date est vraiment antérieure à l'événement annoncé; 2° si elle est précise et ne résulte pas de simples conjectures; 3° si elle concorde exactement avec le fait.

Quant à la vue rétrospective, il faut s'assurer que le somnambule n'a pas appris par les moyens ordinaires ce qu'il prétend découvrir dans le passé.

IX. — EXPLICATIONS A REJETER.

On a cherché à expliquer la perception des objets hors de portée par le *déplacement* de l'âme, laquelle se *séparerait* du corps pour aller prendre connaissance de ces objets.

Telle est la grande révélation faite par le somnambule Alexis.

Cette explication est contraire aux principes de la métaphysique.

L'âme ne se déplace pas, puisqu'elle n'occupe aucune place.

Elle n'est pas logée dans le corps comme la flèche dans le carquois, comme l'oiseau dans le nid : elle ne part ni ne vole.

Selon la magnifique parole de Mallebranche, Dieu seul est le lieu des âmes comme l'espace est le lieu des corps.

L'union des deux substances qui composent l'homme consiste en une étroite et mutuelle dépendance. La séparation, c'est la mort.

D'après quelques-uns, l'âme du somnambule se *partagerait* entre son corps et les objets éloignés qu'elle va visiter.

Expression vide de sens : l'âme est essentiellement indivisible.

— Mais, ajoutera-t-on, au dire du somnambule assis dans un fauteuil, il marche, voyage, roule en voiture, se promène, etc.

— Illusion ou métaphore ! C'est ainsi que, dans l'état normal, on se figure parcourir les lieux qui attirent la pensée ; tout se passe dans l'imagination.

D'où vient ici l'erreur des clairvoyants ? De ce qu'ils mêlent les idées de la veille aux sensations du somnambulisme. Ayant la perception des objets situés, par exemple, dans une chambre éloignée, ils se figurent que, selon l'habitude, ils ont passé par plusieurs portes pour aller voir, flairer, toucher, goûter ces objets.

Un dernier mot. Parfois les somnambules dans leurs prétendues courses se font accompagner par leur magnétiseur et croient marcher côte à côte avec lui. S'ils se trompent au sujet de ce soi-disant compagnon de route, ils peuvent bien se tromper sur leur propre compte. Et si l'on s'avisait de prétendre que le magnétiseur, lui aussi, voyage, pourquoi donc n'est-il pas lucide, puisqu'on ne craint pas d'attribuer la clairvoyance au transport de l'âme auprès des objets à explorer?

D'autres théoriciens admettent dans les phénomènes de la lucidité l'intervention des esprits.

Cette intervention n'est nullement absurde : est-elle fondée?

Où est la preuve d'une intervention de ce genre?

Dans le dire de quelques sujets qui déclarent voir des esprits?

On sait combien les somnambules sont exposés aux hallucinations, et à devenir les dupes de leur imagination ou de celle de leur magnétiseur. S'ils peuvent découvrir des choses cachées, il leur advient aussi de voir ce qui n'existe pas. Dans l'ordre physique on peut vérifier l'exactitude de leurs déclarations; mais comment la vérifier s'il s'agit d'êtres immatériels?

Quand le poète en extase se sent ravi hors de lui-même par ce qu'il appelle l'inspiration, voit-on là l'influence d'un souffle étranger, au lieu de l'exaltation de ses propres facultés?

N'arrive-t-il pas tous les jours, en songe, de voir ou d'entendre des êtres imaginaires? Doit-on admettre la réalité de leur présence quand même leur bouche fantastique exprimerait des vérités?

Dans l'état exceptionnel où se trouvent les somnambules, on conçoit que les notions extraordinaires qui leur tombent pour ainsi dire des nues, leur donnent l'idée d'une intervention surhumaine. Leur manière d'être a tellement changé qu'ils ne se reconnaissent plus; dans ce rôle nouveau ils supposent un nouvel acteur. De ce qu'il y a quelque chose d'*étrange*, ils concluent qu'il y a quelqu'un d'*étranger*.

Mais, dira-t-on, ils oublient complétement au réveil ce qu'ils ont dit ou fait pendant le somnambulisme : preuve qu'un esprit étranger avait pris la place du leur.

Singulier argument! comme si nous ne perdions pas quelquefois le souvenir de nos actes les plus récents! Il m'est arrivé, après avoir mis une lettre à la poste, d'oublier si vite ce que je venais de faire, que j'ai craint d'avoir égaré ma missive et ne me suis rassuré qu'en recevant la réponse.

Joseph de Maistre signale « des illuminations soudai-
« nes qui s'éteignent sans fruit si l'éclair n'est pas fixé
« par l'écriture. »

On perd le souvenir tantôt parce qu'un acte, accompli machinalement, s'est pour ainsi dire effacé du cerveau, tantôt, au contraire, parce que la surexcitation intellectuelle détermine par réaction l'affaissement de la pensée, de même que la torture, en épuisant la sensibilité, finissait par amener le sommeil; tantôt, enfin, parce qu'il n'y a point association d'idées, ce grand moyen mnémotechnique, entre l'état exceptionnel où l'on se trouvait et l'état ordinaire où l'on retombe; par exemple, entre le somnambulisme et la veille.

Quelquefois les actes et les paroles du somnambule, oubliés au réveil, se sont reproduits en rêve la nuit suivante, et cette fois ceux-ci en ont conservé le souvenir après le réveil.

L'intervention des esprits est-elle démontrée par l'étrangeté des phénomènes de clairvoyance? Mais ces phénomènes étonnants offrent, à divers degrés, certaines analogies avec ceux de l'ordre habituel.

Et si, dans ce qu'ils ont d'extraordinaire, on suppose l'opération d'êtres surhumains, on ne pourra faire un seul pas dans l'étude de la nature sans se heurter contre de pareils agents. Ainsi pour les caprices de la foudre, pour les bizarreries des songes, pour les aberrations vitales, les déviations organiques et tant de phénomènes de tout genre qui déconcertent notre intelligence et nos lumières.

Et, plus tard, ces anomalies partielles finissent par se mettre en harmonie avec les dispositions générales. Après les exceptions à la règle, on trouve la règle des exceptions.

Ainsi ce qu'on appelle les *cas rares* en médecine, sont devenus si *fréquents* qu'on leur a consacré dans quelques écoles une chaire spéciale; et les travaux de la tératologie moderne ont ramené à l'ordre les monstruosités.

Il n'y a guère que deux siècles, on expliquait l'ascension de l'eau dans le corps de pompe par *l'horreur de la nature pour le vide*. C'était en quelque sorte supposer l'action d'un agent personnel, car, seul, un agent de cette sorte peut avoir des passions, des penchants, *de l'horreur*.

Depuis lors on a découvert que le phénomène attribué à *l'horreur de la nature pour le vide* est le résultat de la pression atmosphérique. Il n'y a là ni bon ni mauvais génie : tout dépend d'un corps gazeux, l'air, et d'une loi naturelle, la pesanteur.

Dieu donna la terre à l'homme avec le commandement de la soumettre et de la transformer. Pour l'accomplissement de cette œuvre, la science doit mettre en jeu tous les moyens d'investigation et d'analyse, et travailler sans cesse à découvrir les lois et, autant que possible, les causes naturelles des phénomènes qui nous entourent.

Mais il est des régions qu'elle ne peut atteindre. Dans ces sphères supérieures où l'observation est impossible, où l'induction nous abandonne, devant la révélation divine, la raison humaine doit s'arrêter tremblante et respectueusement s'incliner.

Entièrement soumis aux décisions de l'Église sur le monde des esprits, reconnaissant, d'après cette infaillible autorité, l'intervention réelle, dans certains cas spéciaux, de ces puissances bonnes ou mauvaises, mais en même temps imbu de cette parole d'un profond théologien, savoir : qu'un fait sur la nature duquel il y a doute, ne doit pas être réputé diabolique, je vais employer tous mes efforts pour rattacher aux lois élastiques de l'anthropologie, la généralité des phénomènes qui constituent la lucidité.

X. — CONSIDÉRATIONS THÉORIQUES.

Occupons-nous d'abord de l'instinct médical.

Tandis que le système nerveux cérébro-spinal sert d'instrument à l'intelligence et aux sens, le système nerveux des ganglions ou *grand sympathique*, qui préside à la vie interne, peut être considéré comme l'organe de l'instinct.

Le mot instinct vient de *en*, dans, et de *stizein*, piquer : c'est un aiguillon intérieur.

Dans l'état normal, le *grand sympathique* n'est le siége que de sensations faibles, obscures, inaperçues ; même lorsqu'on l'attaque avec des excitants mécaniques ou chimiques, dans les vivissections, il ne donne qu'à la longue des signes de sensibilité.

Or, dans le somnambulisme, il y a renversement, bouleversement des fonctions nerveuses. L'engourdissement, souvent même l'abolition de la sensibilité extérieure, amène l'exaltation des facultés internes. C'est ce qui arrive, mais avec moins d'intensité, dans le sommeil ordinaire où, comme le dit Hippocrate, *les mouvements convergent*, et quelquefois dans les maladies où se manifestent des douleurs intérieures.

Notez qu'on observe généralement dans le somnambulisme la dilatation de la pupille, dilatation qui se manifeste également lorsque, dans les ouvertures d'animaux vivants, on pique ou l'on brûle certains points du *grand sympathique*.

C'est donc à l'exaltation du système ganglionnaire qu'on doit rapporter le développement de l'instinct médical durant le somnambulisme.

L'instinct qui dirige les animaux ne s'efface jamais complétement chez l'homme; mais à force d'invoquer le secours de la science, on sacrifie le bénéfice de l'instinct, comme à force de se servir de lunettes, on finit par perdre l'usage de la vue naturelle.

Moins fréquent chez les somnambules que l'instinct des maladies, l'instinct des remèdes, sous quelque rapport, semble plus naturel; ainsi sans savoir ce qu'ils ont, les animaux malades savent ce qu'il leur faut.

La prévision des accidents et de l'issue des maladies résulte de la notion exacte de l'état morbide; le pronostic tient au diagnostic.

Les sensations actuelles du somnambule lui annoncent les crises futures, comme l'impression d'une atmosphère chargée d'électricité fait prévoir l'orage.

La prévision consiste à voir l'effet dans la cause, comme la rétrovision à voir la cause dans l'effet.

La prévision s'applique seulement à des actes et des lésions de l'organisme : c'est ce qu'indique également un passage du rapport de M. Husson. Il s'agit d'un somnambule qui ayant prédit un ou deux mois à l'avance des attaques d'épilepsie dont il fut en effet frappé, annonça, pour quelques semaines plus tard, un accès qui n'eut pas lieu, attendu qu'avant l'époque dite, cet individu mourut écrasé par une voiture dont le cheval s'était emporté. M. Husson ajoute : « C'est l'aiguille d'une montre qui « dans un temps donné doit parcourir une certaine por-

« tion du cercle d'un cadran et qui ne la décrit pas parce « que la montre vient à être brisée. »

Faut-il s'étonner que le somnambule puisse employer pour autrui l'instinct des remèdes comme celui des maladies? Bien plus admirable est le phénomène offert par certains insectes qui cherchent pour leurs larves des aliments dont ils ont eux-mêmes perdu l'habitude de se nourrir. Le sphégien ne vivant que du suc des fleurs, a soin, près de ses œufs dont doivent éclore des larves carnassières, de déposer pour pâture des insectes engourdis de son venin.

Pressent-il le besoin de ses larves futures? ou plutôt se souvient-il de ses propres appétits quand il était à l'état de larve? Quoi qu'il en soit, cet acte de prévoyance nous montre ce que l'instinct a de plus merveilleux.

Dans les consultations faites à l'aide d'une mèche des cheveux du malade, il faut considérer qu'une partie du corps vivant peut donner une idée de l'entier, l'échantillon fait connaître la pièce. D'autant plus que les cheveux offrent le cachet des affections physiques et morales, comme on le voit lorsqu'ils se hérissent dans la terreur, ou blanchissent par l'effet du chagrin et se feutrent dans la plique, etc.

Les objets provenant du malade, surtout de son linge ou de ses vêtements, transmettent aux investigations des somnambules le dépôt de ses effluves organiques et de son fluide nerveux, quintessence de sa vie.

Un mot sur l'appréciation exacte de la durée. Elle peut jusqu'à un certain point s'expliquer par la concentration de la pensée sur les mouvements réguliers des viscères intérieurs. Tandis que les organes de la vie animale peuvent accélérer, ralentir ou suspendre à volonté leurs actes, la vie organique suit un rhythme invariable, à peine modifié par les affections morales ou physiques. Le poumon, le cerveau ont des mouvements cadencés; chaque battement du cœur marque près d'une seconde, et cet organe chronométrique, cette horloge vitale contribue à donner au sujet lucide, l'indication de l'heure.

Passons maintenant à la perception des objets et des actes placés en dehors de la portée des organes extérieurs du sujet.

Et d'abord, remarquez-le, même dans l'état normal, nous pouvons percevoir des objets absents. Il peut y avoir *sensation* au moyen du cerveau, sans qu'il y ait *impression* dans les organes externes : c'est, alors, l'effet du souvenir et de l'imagination.

Par exemple : Vous habitez un appartement donnant sur la place Vendôme ; vous voilà dans votre salon fixant votre pensée sur la colonne napoléonienne dont un mur vous sépare ; si vous avez ce monument bien gravé dans la mémoire, si votre attention se concentre fortement sur le gigantesque piédestal, bientôt les peintures du papier qui tapisse le salon se perdent dans le vague, et à travers le mur qui s'efface, vous voyez la majestueuse colonne devant vous se dresser. Concentrez votre pensée sur un objet quelconque bien présent à votre mémoire, n'importe à quelle distance, et dans quelle direction il soit placé, vous ne verrez plus ni votre salon, ni la colonne, vous verrez cet objet lointain.

Dans l'hallucination, on aperçoit également des objets qui ne sont pas matériellement devant les yeux.

Il en est ainsi pour le sens de l'ouïe. En l'absence de tout exécutant on entend un concert dont la partition occupe la pensée. Un musicien et critique distingué déclare qu'il n'avait jamais écouté les symphonies de Beethoven avec autant de plaisir que seul, au lit, absorbé dans ses souvenirs et prêtant son attention à un ensemble idéal.

De même, pour les autres sens.

Dans tous ces cas, la sensation se produit dans l'organe interne, le cerveau, sans l'intermédiaire des organes extérieurs, les yeux, les oreilles, etc.

Mais voici le nœud de la question.

Dans le souvenir, dans l'hallucination, dans le rêve, on ne voit que des objets, soit déjà connus, soit illusoires, tandis que le sujet lucide découvre, en dehors de la portée de ses organes, des objets réels qu'il ignorait auparavant.

Dans la représentation, par le souvenir d'un objet absent, il n'y a qu'une réaction du cerveau sur lui-même et nulle relation directe entre l'objet et la sensation. Si celui-ci a changé de face depuis le temps où on l'a connu, son image, conforme au passé, se trouve actuellement infidèle : on le voit tel qu'il était et non tel qu'il est.

Dans l'hallucination, dans le rêve, la sensation est purement subjective.

Mais dans l'état de lucidité où la sensation reproduit l'objet tel qu'il est au moment même où l'on s'en occupe, il y a nécessairement rapport direct entre celui-ci et l'image formée dans le cerveau.

Quel est le moyen de ce rapport? C'est ce qu'il faut rechercher.

On ne peut émettre à ce sujet que des conjectures. Voici l'hypothèse la plus probable.

Le fluide universel mesmérien, l'éther des physiciens modernes, l'*avor* de la Bible, support ou synthèse de tous les impondérables, moteur invisible des atomes et des mondes, aliment subtil du système nerveux, voilà quel serait l'agent intermédiaire, le moyen de relation entre le sujet lucide et la généralité des choses.

Habituellement inaperçus, les effets de cet agent ne peuvent se manifester que lorsque l'innervation est profondément modifiée.

Par suite de l'engourdissement des organes externes devenus insensibles à l'action de la lumière et à celle des divers excitants spécifiques, le cerveau reçoit directement l'impression du fluide éthéré qui remplace tous les autres.

Voici une observation curieuse faite sur lui-même par

un aveugle-né, le professeur Blacklock, de l'Université de Glascow. Les objets qu'il reconnaissait durant la veille, par le tact, l'ouïe, l'odorat, lui apparaissaient dans le sommeil d'une manière plus frappante et plus nette comme s'ils étaient unis à lui par des fils agités, de secrètes vibrations.

Dans les sensations, les organes externes n'ont jamais qu'un rôle accessoire; le cerveau joue le rôle essentiel.

Une commotion même légère de cet organe produite par un coup porté à la tête fait voir, comme on dit, les étoiles en plein midi.

Les mémoires de l'Académie des sciences font mention « d'un homme à qui un coup violent avait emporté une « grande partie du crâne et auquel on procurait une sen- « sation semblable à celle que produiraient mille lu- « mières devant les yeux, lorsqu'on touchait seulement « son cerveau avec les doigts. »

Si, dirigée sur le cerveau, une action mécanique peut produire une sensation de ce genre, on conçoit que l'impression spéciale du fluide éthéré puisse y déterminer la formation d'une image.

La preuve que les sujets lucides y voient au moyen de ce fluide et non des rayons lumineux, c'est qu'ils demandent souvent l'obscurité pour mieux lire, de même qu'on ferme les volets pour jouir de la clarté d'une bougie.

N'y eût-il au moyen de l'éther que des perceptions visuelles, cela suffirait, en vertu de l'association des idées, pour tenir lieu des autres sens.

Le somnambule *voit-il*, à une énorme distance, vibrer une cloche, il s'imagine *l'entendre* résonner.

Parvient-il à lire quelques mots sur les lèvres ou dans le cerveau de quelqu'un, il croit l'entendre parler.

Voit-il un fruit, une pêche, par exemple, il croit en odorer le parfum, en palper le duvet, en savourer le goût.

Ainsi l'impression du cerveau réagit sur des sens divers.

Mais il est également possible que l'éther produise directement les diverses sensations. Étant reconnu que l'excitation mécanique du nerf auditif détermine des bourdonnements, quoi d'étonnant que l'action de l'éther puisse y produire des sons?

Quant à ce qu'on appelle la transposition des sens, puisque les nerfs cutanés, si accessibles à la douleur, peuvent être modifiés par le somnambulisme au point de supporter impunément l'application du fer et du feu, en prenant l'impassibilité des nerfs optiques, auditifs, etc., lesquels sont insensibles aux excitants mécaniques ou chimiques, faut-il s'étonner outre mesure que, dans tel ou tel point, ces nerfs cutanés puissent accidentellement contracter les aptitudes spéciales des nerfs de la vue, de l'ouïe, de l'odorat et du goût?

Du reste, les nerfs optiques, auditifs, etc., n'ont rien qui les distingue de tous les autres nerfs, soit dans le névrilemme, soit dans la substance médullaire.

On objectera, pour la vision, la nécessité de la chambre obscure de l'œil, destinée à concentrer les rayons lumineux; mais les insectes n'ont point d'appareils réfringents.

Leurs *yeux à facettes* ne consistent que dans une réunion de tubes presque imperceptibles contenant de petits filets nerveux.

Les somnambules rapportent leurs impressions à l'organe habituel du sens qui s'est déplacé. Par exemple, ils s'imaginent voir par les yeux, déguster dans la bouche les objets qu'on leur glisse sur l'épigastre. Une telle illusion est le résultat de l'habitude; c'est ainsi qu'un amputé croit encore ressentir au membre absent les douleurs dont cette partie était le siége.

Chose singulière! Quelquefois les sujets lucides découvrent un objet lointain, et ne peuvent parvenir à reconnaître un objet situé dans leur voisinage. Cela tient sans doute à des conditions particulières du fluide éthéré, agent mystérieux dont il n'est pas étonnant qu'on ignore les lois, puisqu'on ne fait que soupçonner son existence.

Si une longue expérience ne nous avait initiés aux lois de la vision réflexe, ne serions-nous pas surpris de voir, dans une glace, tel objet éloigné, sans y découvrir tel objet voisin?

Et, d'ailleurs, l'exercice des sens est-il toujours régulier, invariable?

On remplirait des volumes de l'histoire de leurs anomalies.

« Il existe des personnes, dit Arago, absolument aveu-
« gles pour certaines couleurs, telles que le rouge, et
« qui jouissent d'une vision parfaite relativement au
« jaune, au vert et au bleu. »

Le célèbre physicien Wollaston nous apprend qu'avec une égale sensibilité pour les sons graves, tel individu entend les sons les plus aigus, et tel autre ne les entend pas du tout.

« Il y a des hommes, dit le professeur Dumas, qui ne
« distinguent pas l'odeur de tel ou tel corps et tombe-
« raient en convulsions en flairant celle de quelqu'au-
« tre. »

Blumenbach rapporte le cas d'un Anglais dont l'odorat était très-développé et qui ne sentait point l'odeur du réséda.

Occupons-nous maintenant de la pénétration des pensées.

Dans notre condition terrestre, jamais l'âme n'agit sans la coopération du corps; et deux âmes ne peuvent communiquer l'une avec l'autre que par des moyens matériels.

Dans l'état ordinaire, c'est la parole, l'écriture ou la mimique qui servent au transport de la pensée, par le canal des sens.

Mais le phénomène qui nous occupe, la lumière ni l'air

ne peuvent transmettre les secrètes modifications du cerveau déterminées par le travail de l'intelligence.

Transformation vitale du fluide éthéré, c'est le fluide nerveux mis en mouvement par ces vibrations cérébrales qui va directement influencer le cerveau susceptible du sujet lucide, et, par suite, son âme.

De toute manière, il y a toujours entre les âmes mises en rapport, des intermédiaires organiques et physiques.

Pour ce qui est de la prévision des futurs contingents, ou autre chose semblable, la combinaison rapide de la pénétration des pensées avec la vue à grandes distances ne ferait-elle pas saisir, au fond des âmes et des choses, les germes secrets de l'avenir?

Quant à la rétrovision, si un instinct particulier indique à l'animal la piste légère du gibier qui s'est enfui, la lucidité, faculté spéciale, ne peut-elle dévoiler au somnambule la trace mystérieuse des événements qui se sont écoulés?

XI. — DU PARTI QU'ON PEUT TIRER DE LA LUCIDITÉ

Elle peut être fort utile à l'humanité souffrante.

Sauf de rares exceptions, l'on ne doit y avoir recours que dans un but médical.

Il faut rechercher avec soin l'instinct des maladies et des remèdes, et en user avec précaution.

Les avis des somnambules doivent être volontiers acceptés par le médecin, mais pour ainsi dire sous bénéfice d'inventaire.

L'instinct des animaux est plus sûr parce qu'il n'est pas mêlé de raisonnement.

Le somnumbule, en s'examinant lui-même, est moins exposé à se tromper qu'en s'occupant d'autres malades.

Quelquefois il est induit en erreur par l'état d'indisposition des personnes qui accompagnent les malades ou par l'effet des remèdes qu'elles ont pris.

Les industriels qui trafiquent de la clairvoyance vendent souvent de la marchandise frelatée, avariée. Un tel abus ne doit pas empêcher l'application convenable d'une importante faculté, pas plus que l'exploitation de l'uromanie par le charlatanisme ne doit détourner de l'examen scientifique de la sécrétion urinaire.

La prévision organique est utile en fournissant quelquefois les moyens de prévenir ou du moins de surveiller les accidents qu'elle annonce.

La transposition des sens à l'intérieur, la vision à travers les corps opaques, en se combinant ou se confondant avec la notion instinctive des maladies, peuvent offrir des avantages pour l'exploration des organes internes du somnambule ou des personnes qui les consultent.

La perception des objets placés hors de portée pourrait servir à indiquer les lieux où se trouvent les remèdes appropriés.

La pénétration des pensées n'est propre qu'à fausser les déterminations instinctives en y substituant la pensée du médecin ou les préjugés des assistants.

Le développement de l'imagination ne sert qu'à produire des illusions et des erreurs. Celui de l'intelligence proprement dite peut avoir d'heureux effets dans les affections mentales. La mémoire peut favoriser le diagnostic en rappelant des circonstances anciennes relatives à l'origine et au début de la maladie.

Quant à la prévision des futurs contingents étrangers à l'organisme, elle n'a ici que faire, et fort heureusement on peut s'en passer.

Éclairer autant qu'il se peut la médecine, telle est donc la destination naturelle, le seul rôle légitime de la lucidité.

On peut, toutefois, en dehors des maladies, rencontrer

des cas exceptionnels où un sentiment d'humanité peut conduire à faire appel à la clairvoyance, comme, par exemple, lorsqu'un enfant, une femme, un individu quelconque ont disparu et que l'on met en jeu la vue à distance et la rétrovision pour tâcher de découvrir ce qu'ils sont devenus.

La police, les tribunaux, malgré toute la sagesse des magistrats, ne sauraient faire appel à la lucidité, sans provoquer de graves abus. On s'exposerait à vexer les citoyens inoffensifs, à soupçonner, à poursuivre des innocents.

S'adressera-t-on aux somnambules pour satisfaire sa curiosité? La médisance, la calomnie feront leur profit de quelques réponses équivoques ou mensongères. La paix des familles sera compromise.

Si l'on habitue les somnambules à voir, à travers les cloisons, ce qui se passe dans les foyers domestiques, alors sera violé à la lettre le précepte qui veut que la vie intime soit murée.

Si on les consulte pour la conduite de ses affaires, outre les dangereux mécomptes qui peuvent en résulter. trouve-t-on bien loyal de lutter contre ses rivaux avec une arme secrète?

Que vos concurrents usent du même moyen, et l'on finirait par se piquer d'avoir des somnambules de choix, comme on a des chevaux de prix; ceux-là feraient assaut de lucidité, comme ceux-ci font assaut de vitesse; on enfourcherait l'hippogriffe de la clairvoyance pour voler à la conquête de la fortune et des honneurs. Mais, plus fréquemment que les chevaux ne s'abattent, les somnambules se fourvoient, et trop souvent on verrait, dans cette course désordonnée, au bout du fossé la culbute, c'est-à-dire la ruine et la flétrissure.

Tristes suites de l'abus d'une faculté que Dieu n'a pas destinée à satisfaire l'ambition et la cupidité!

Si l'on demande au sujet lucide la révélation des futurs

contingents, on négligera d'appliquer son activité à faire soi-même son avenir. La liberté sera sacrifiée au fatalisme. On tombera dans l'inertie ou dans le désespoir. Si les matelots occupés de la conduite d'un navire apprennent à l'avance qu'un de ces deux événements doit infailliblement arriver : soit qu'ils périront sur le prochain écueil, soit qu'ils gagneront tranquillement le port, adieu la manœuvre ! ils n'ont plus qu'à se croiser les bras et à se coucher immobiles sur le pont, en attendant le sort inévitable qui leur est destiné.

« Le métier de devin, dit le sage Deleuze, est également proscrit par la morale et la raison. »

Les affaires humaines réclament les sereines clartés de l'intelligence, au lieu des éclairs éblouissants, mais fugitifs de la lucidité.

Et, d'ailleurs, lancer la clairvoyance des somnambules à travers les abîmes de l'espace et du temps, c'est fatiguer, excéder leur système nerveux et troubler le développement de l'instinct médical qui peut être si utile.

Sous tous les rapports, réservons exclusivement pour les malades les ressources de la lucidité.

Dans l'emploi de cette faculté précieuse, comme dans l'application directe du magnétisme, prenons toujours pour guide le même sentiment : la charité !

Dr ROUX (de Cette).

Paris. — Imp. Emile Voitelain et Ce, rue J.-J.-Rousseau, 15.

BIBLIOTHEQUE NATIONALE DE FRANCE
3 7531 02778097 3

www.ingramcontent.com/pod-product-compliance
Ingram Content Group UK Ltd.
Pitfield, Milton Keynes, MK11 3LW, UK
UKHW012302240726
13966UKWH00004B/1580

9 782012 462823